AF296484

TRAITEMENT

DU

CANCER DE L'UTÉRUS GRAVIDE

PAR

Le Dr E. HERNANDEZ

MEMBRE DE LA SOCIÉTÉ OBSTÉTRICALE DE FRANCE

PARIS

G. STEINHEIL, ÉDITEUR

2, RUE CASIMIR-DELAVIGNE, 2

—

1893

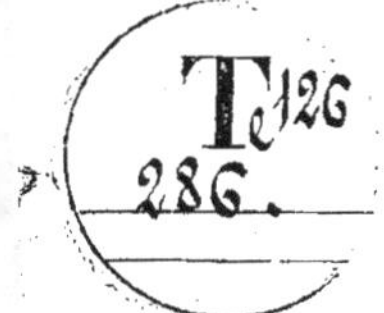
T 126
286.

Ⴕ 126
Ie 286

TRAITEMENT

DU

CANCER DE L'UTÉRUS GRAVIDE

TRAITEMENT

DU

CANCER DE L'UTÉRUS GRAVIDE

PAR

Le Dr E. HERNANDEZ

MEMBRE DE LA SOCIÉTÉ OBSTÉTRICALE DE FRANCE

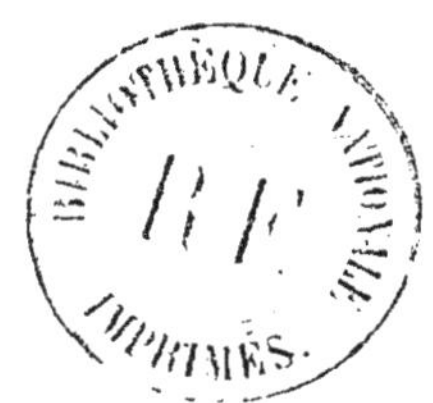

PARIS

G. STEINHEIL, ÉDITEUR

2, RUE CASIMIR-DELAVIGNE, 2

—

1893

INTRODUCTION

C'est après avoir entendu mon maître, M. le professeur Pinard, regretter l'impuissance des accoucheurs en présence du cancer du col compliqué de grossesse, que j'ai eu l'idée de ce travail.

A peine à l'œuvre, je me suis convaincu que les femmes enceintes atteintes de cancer de l'utérus ne sont traitées par les gynécologues que pendant les deux ou trois premiers mois, en principe au moins, et par les accoucheurs au moment du travail, alors que la mère est ordinairement perdue. Du commencement du quatrième mois jusqu'aux deux derniers mois, on n'en parle pas, ou plutôt on conseille de ne rien faire.

M'étant rendu à Berlin, pour y étudier la gynécologie opératoire, je pus lire dans les comptes rendus de la Société obstétricale de France, la discussion soulevée à l'occasion d'une communication de M. Guéniot, discussion qui me confirma l'utilité du travail que je voulais entreprendre (1).

Je venais précisément de pratiquer l'extirpation totale

(1) Voir également : *Bulletin de la Société obstétricale et gynécologique de Paris*, octobre 1893.

de l'utérus et des annexes sur le cadavre, d'après une méthode originale de Mackenrodt (1) ; et comme je faisais remarquer à Mackenrodt que cette opération me semblait propre à remplir le but que je poursuivais : *le traitement du cancer des femmes enceintes pendant la période de la grossesse où ces malheureuses ont été de tout temps négligées*, il me répondit qu'il y avait longtemps qu'il s'occupait de cette question, et qu'il croyait l'avoir placée dans la voie d'une solution scientifique. Il me montra en effet des utérus cancéreux de femmes enceintes de six et sept mois extirpés en entier, en me disant : « Pour moi, chaque fois qu'une femme enceinte, atteinte de cancer vient me consulter, quel que soit l'âge de la grossesse, je considère qu'elle doit être opérée sans retard ».

Nous nous sommes, à partir de ce jour, entretenus à plusieurs reprises de cette question : Quel doit être le traitement scientifique du cancer du col compliqué de grossesse? Et, comme nous nous trouvions d'accord sur tous les points principaux, je me suis chargé d'étudier d'un peu plus près ce sujet et de publier ce travail, basé sur les observations que Mackenrodt m'a fait l'honneur de mettre à ma complète disposition, ainsi que les pièces justificatives que j'ai fait photographier.

En acceptant l'honneur de faire ce travail, j'avertis Mackenrodt de mon intention de le soumettre, une fois

(1) Après avoir terminé les opérations gynécologigues, avec Martin, je les répétai avec Mackenrodt, autrefois son premier assistant, dans l'hôpital Santa-Maria-Victoria, 30, Carl Stz, où il est gynécologue. Aujourd'hui, Mackenrodt possède en outre une clinique privée.

fini, à l'examen critique de M. le professeur Pinard dont
le précieux enseignement m'en avait inspiré l'idée.
M. le Dr Mackenrodt m'a répondu : « Quant à moi, je
considérerai comme un grand honneur qu'un homme
de la grande autorité du savant professeur de clinique
d'accouchement et de gynécologie de la Faculté de
Paris, donne son approbation à notre manière de voir ».

Le plan que j'ai suivi est très simple. Laissant de
côté la partie historique, ce travail comprend :

a) Ce qu'on fait aujourd'hui partout ;

b) Ce qu'on devrait faire ;

c) Méthodes opératoires de choix et description originale du procédé nouveau d'hystérectomie abdominale
totale de Mackenrodt ;

d) Observations à l'appui, nous appartenant ;

e) Observations concernant l'extirpation totale de
l'utérus par voie abdominale pendant la grossesse et
pendant le travail, antérieurement pratiquée par d'autres
gynécologues et publiées.

f) Conclusions.

Je crois pouvoir affirmer que c'est la première fois
qu'on recommande, de propos délibéré, avec observations à l'appui, de s'occuper de traiter la mère sans
retard lorsqu'elle est enceinte de plus de trois mois
et de moins de sept mois et demi révolus, et que sont
exposées les règles auxquelles il faut s'astreindre pour
remplir au mieux cette indication. Je ne connais jusqu'ici que deux observations isolées d'extirpation totale

de l'utérus gravide par l'abdomen, toutes les deux à six mois de grossesse :

Celle de Spencer Wells, où l'opération a été faite sous la pression de l'aggravation rapide de l'état de la femme ; et celle de Zweifel qui s'est décidé à intervenir lorsque la constatation de la marche progressive du cancer l'eut convaincu de l'impossibilité d'attendre le terme. Cette observation est précieuse, car elle démontre comment *quelques jours* suffisent pour qu'un cancer jusque-là bien limité à l'utérus devienne inopérable (voir les observations plus loin).

Mon maître et ami, M. le Dr Varnier, professeur agrégé à la Faculté de médecine de Paris, m'a non seulement donné des conseils pour mener à bien ce travail, mais il a bien voulu aussi se charger d'en revoir les épreuves.

En terminant, je remercie de tout mon cœur mon vénéré maître, M. le professeur Pinard, de l'honneur qu'il me fait en voulant bien me compter au nombre de ses élèves.

Je remercie aussi de la même manière, mon maître et ami, M. Varnier, pour l'inépuisable bonté qu'il m'a toujours témoignée.

Enfin, j'adresse l'expression de ma reconnaissance à M. le Dr Mackenrodt, de Berlin, pour la distinction qu'il a faite de moi en me confiant, pour la confection de ce travail, tous ses matériaux originaux.

TRAITEMENT

DU

CANCER DE L'UTÉRUS GRAVIDE

La grossesse est considérée à juste titre comme une complication très grave du cancer utérin. Sous l'action de la gravidité, le néoplasme marche parfois avec une rapidité telle qu'un cancer qui ne faisait que de débuter et restait par conséquent justiciable de l'intervention, peut, en très peu de temps, devenir inopérable (1).

(1) BAR (thèse d'agrégation, 1883, p. 33) dit qu'on a vu des cas dans lesquels la tumeur, au début de la grossesse, donnait lieu à des symptômes si peu graves qu'elle n'était pas soupçonnée ; mais la grossesse survient tout à coup, des phénomènes douloureux apparaissent, la malade se plaint d'écoulements sanguins et ichoreux très abondants : rapidement l'état général qui, avant la grossesse était bon, devient mauvais ; en quelques mois, la malade arrive au degré le plus avancé de la cachexie et elle peut mourir avant que la grossesse se soit terminée. Exemples : le cas de Simpson (*Tr. Edimburg obstetrical Society*, 1879, v, p. 2), dont la malade épuisée succomba au quatrième mois de la grossesse ; et plusieurs autres, tels que ceux de Galabin (*Trans. of the obst. soc. of London*, 1875, v. XVIII, p 286) ; de Wiener (*Breslauer Artzl Zeitsch*, 1880) ; de Benicke (*Zeitsch. fur Geb.*, t. I), etc., etc.

D'autre part, l'avortement ou l'accouchement très prématuré sont en pareil cas trop fréquents (1) pour qu'on soit autorisé à retarder l'extirpation, lorsque le cancer est limité, sous prétexte de sauver le fruit. L'attente n'est pas à coup sûr, il s'en faut, salutaire à l'enfant ; Fritsch (2) insiste avec raison sur ce fait que le fœtus meurt souvent *in utero*, tandis qu'on attend le moment favorable à l'opération césarienne qui devait lui sauver la vie. Cette attente, par contre, est sans conteste préjudiciable à la mère ; nous le prouverons une fois de plus tout à l'heure, par de nouvelles observations.

Lors donc que le cancer est opérable, nous pensons avec Mackenrodt que, *quel que soit l'âge de la grossesse*, il faut pratiquer sans retard l'extirpation radicale. C'est la conduite actuellement préconisée dans le cancer de l'utérus à l'état de vacuité ; *a fortiori* doit-elle s'imposer dans le cancer à marche accélérée de l'utérus gravide.

Aussi bien cette intervention immédiate est-elle acceptée en principe (3). Malheureusement, lorsqu'il

(1) D'après Bar (*loc. cit.* p. 46), sur 131 cas, Herman trouve que 18 fois il y eut avortement ; 34 fois il y eut accouchement prématuré ; 23 fois il y eut accouchement à terme. Dans 56 cas, l'époque à laquelle se termina la grossesse n'est pas indiquée.

En ne tenant compte que des 75 faits dans lesquels on détermina la date à laquelle se fit l'accouchement, on voit que dans un tiers des cas à peu près, la délivrance aurait lieu à terme. Bar lui-même arrive à des conclusions différentes ; mais il ajoute : « Il ne faut attacher au résultat donné qu'une importance toute secondaire, car les faits publiés sont extrêmement disparates. »

(2) Fritsch. *Traité clinique des opérations obstétricales*, traduit sur la 4ᵉ édition allemande, par Jules Stas, p. 230. Paris, 1892.

(3) Pozzi. *Traité de gynécologie*, 2ᵉ édit., p. 426. Paris, 1892. —

s'agit d'appliquer ces principes on assiste à un curieux phénomène que nous voudrions mettre en lumière.

D'une part, en effet, les accoucheurs ne s'occupent guère que de ce qu'il convient de faire dans les cas de cancer du col, lorsque la viabilité du fœtus est largement assurée ; encore, considérant pour la plupart la mère comme perdue, les modernes ne s'inquiètent-ils que du moyen le plus sûr de sauver l'enfant ; quelques-uns seulement, à tempérament plus chirurgical, après avoir extirpé le corps de l'organe par l'opération de Porro, s'occupent de compléter l'hystérectomie par voie vaginale soit immédiatement, soit consécutivement (1).

D'autre part, les gynécologues conseillent et pratiquent

PIERRE DELBET (*Traité de chirurgie* publié sous la direction du professeur Duplay et de Paul Reclus, agrégé, t. VIII. Paris, 1892), dit, p. 493 :

« Quand le cancer de l'utérus est compliqué de grossesse, les indications thérapeutiques sont très difficiles à établir. Le grand embarras est toujours de savoir qui on doit sacrifier, de la mère ou de l'enfant. On admet en général que, dans les cas où le cancer est nettement circonscrit, pour qu'on ait des grandes chances de guérir définitivement la mère, c'est l'enfant qu'il faut sacrifier. Dans les cas dits inopérables, c'est-à-dire ceux où l'opération radicale est impossible, la mère étant par là même irrévocablement condamnée, c'est de l'enfant seul qu'il faut se préoccuper. Il faut donc laisser la grossesse aller jusqu'à son terme, en se bornant à des soins palliatifs, qui ne compromettent pas son évolution. Au moment de l'accouchement, le traitement diffère suivant le degré et l'étendue des lésions. Il faut favoriser l'accouchement par les voies naturelles, tant qu'il paraît possible. Si le col ne peut pas se dilater, si tous les tissus pelviens sont durs, inextensibles, il faut recourir à l'opération césarienne. » Et c'est tout ce qu'il dit du traitement du cancer compliqué de grossesse dans son remarquable article : « Maladies de l'utérus ».

(1) PAUL ZWEIFEL. *Vorlesungen über klinische Gynäkologie*, p. 316 et suivantes. Berlin, 1892.

l'extirpation totale en bloc ou par morcellement de l'utérus gravide pendant les trois premiers mois, alors que son volume ne s'oppose pas encore à son extirpation par la voie vaginale simple ou agrandie par les procédés connus.

Mais les cas compris entre le quatrième mois et l'époque de la viabilité fœtale assurée, qu'en fait-on ? C'est à peine si on les mentionne pour conseiller (et avec quelles réserves !) toute une série d'opérations, telles que :

L'hystérectomie par la voie pelvienne, après résection du coccyx et au besoin d'une partie du sacrum (1).

L'avortement provoqué suivi au bout de peu de temps d'hystérectomie vaginale (2).

L'opération césarienne suivie plus tard de colpohystérectomie (3).

L'opération de Porro avec reprise du moignon par le vagin (4).

(1) KRASKE. *Verhandl. des* XIV[ten] *Kongr. der deutsch. Gesell. f. Chir.*, 1885.—J. HOCHENEGG. Die sacrale Methode, etc. (*Arbeit und Iahresb. der ersten chirurg. Universitœts Klinik zu Wien.* Vienne, 1889, p. 13. — ROUX. De l'accès aux organes pelviens par la voie sacrée (*Corr. Blatt f. Schweiz. Aerzte*, 1889, t. XIX, p. 449, in POZZI, *loc. cit.*, p. 419.

(2) BOUILLY in BERTHOD. *Gazette médicale de Paris,* 1886, n° 46.

(3) POZZI. *loc. cit.*, p. 427.

(4) ZWEIFEL, *loc. cit.* — PÉAN, in ALBERT RAMON (Thèse pour le doctorat. Paris, 1893). L'auteur ne parle pas d'une façon directe de l'hystérectomie abdomino-vaginale appliquée à la femme enceinte atteinte de cancer alors que le volume de l'utérus est trop considérable pour être extrait par le vagin ; mais cette opération étant proposée au lieu de l'hystérectomie supra-vaginale et de l'extirpation de l'utérus par voie abdominale, nous croyons que, dans la

Et l'on a soin d'ajouter que les cas de cancer encore limités d'un utérus trop développé pour n'être pas justiciable de l'hystérectomie vaginale sont « très rares » (1).

D'ailleurs, la plupart des opérations que nous venons d'indiquer n'ont été pratiquées qu'exceptionnellement, rarement plus d'une fois chacune, et ces observations isolées et incomplètes ne peuvent servir de base à une discussion sérieuse, encore moins à une conclusion pratique.

En résumé, le cancer compliqué de grossesse n'est traité, ce qui s'appelle traité, que pendant les premiers mois, jusqu'au quatrième, ou pendant les deux derniers alors que généralement la mère est condamnée. Encore est-on en droit de se demander si les gynécologues interviennent au début de la grossesse aussi fréquemment qu'on devrait s'y attendre, étant donnée la gravité de tout retard, quand on lit dans l'ouvrage très récent et très autorisé de Pozzi (p. 426, 2ᵉ édition) qu'il est « impossible chez une femme atteinte de cancer de l'utérus de reconnaître une grossesse avant le quatrième mois, car le volume du corps peut être légitimement attribué à une extension du néoplasme ».

pensée de l'auteur, l'extirpation de l'utérus gravide, après le quatrième mois, ne fera pas une exception.

D'après Doyen (mémoire extrait des *Arch. prov. de chir.*, 2ᵉ édit., 1893, p. 61), Péan pratiqua cette opération en 1886 et en 1887 ; et Doyen, lui aussi (*loc. cit.*) fit l'amputation supra-vaginale avec reprise du moignon par le vagin, en 1887, suivie d'insuccès, pour un cancer compliqué de grossesse de huit mois.

(1) Pozzi, *loc. cit.*, p. 427.

Il est donc certain que le cancer des femmes enceintes qui ont dépassé le premier trimestre est, en pratique, abandonné à lui-même et pousse à volonté au grand détriment des mères (1) dont, d'après Herman (2), 40 sur 136 meurent de l'accouchement ou de ses suites. Les statistiques antérieures, dit Pozzi (3), sont encore plus mauvaises. Chantreuil comptait 25 morts sur 60 accouchées, West 41 sur 75. On peut deviner quel a été le sort des survivantes.

Et quel est le sort des enfants? D'après Herman, sur 128 enfants de mères cancéreuses, la moitié seulement ont été expulsés ou extraits vivants. Combien en restait-il quelques semaines plus tard? Mystère.

Enfin, que devient la grossesse quand le traitement n'est que palliatif? Sur 120 femmes atteintes de cancer du col pendant la grossesse et traitées par Lever (4) à Guy's Hospital, 40 0/0 ont avorté. Lorsque l'avortement n'a pas lieu, souvent le fœtus succombe *in utero* (Fritsch). Si le sixième mois est dépassé, dit Hanks (5), l'accouchement est souvent prématuré.

---

(1) A. MARTIN, *Maladies des femmes* (trad. sur la 2ᵉ édit. allemande, par les docteurs H. Varnier et F. Weiss, Paris, 1889), dit p. 381 : « Lorsque le carcinome est compliqué de grossesse, l'extirpation totale n'est justifiée, à mon avis, qu'au cas où l'ablation complète de la tumeur est encore possible »; il ajoute dans une note à la même page : « Je n'ai rencontré qu'une seule fois une complication de ce genre, et la femme se refusa à l'opération ».

(2) HERMAN. *London obst. Trans.*, 1878, t. xx, p. 234.

(3) POZZI, *loc. cit.*, p. 377.

(4) GALLARD. *Leçons cliniques sur les maladies des femmes*, p. 961. Paris, 1879.

(5) HANKS. *Amer. J. of. Obst.*, p. 242, 1888.

De tout ce qui précède, nous concluons, avec Mackenrodt, que dans tous les cas où l'intervention radicale est possible elle s'impose ; il faut enlever l'organe cancéreux sans s'occuper du fœtus qu'il contient, si ce dernier n'est pas viable au moment où le mal est reconnu.

1º Pendant les trois premiers mois, l'opération de choix est l'hystérectomie vaginale.

2º Lorsque le fœtus est viable (sept mois et demi), l'opération césarienne immédiatement suivie de l'extirpation totale de l'utérus et des annexes répond au desideratum formulé.

3º Et c'est sur ce point que j'insiste, *entre le quatrième et le septième mois et demi*, l'hystérectomie abdominale totale sera pratiquée sans retard. Nous appuyant sur les observations de Mackenrodt, nous soutenons que, même à sept mois, l'enfant étant vivant, il faut pratiquer l'extirpation totale de l'utérus et des annexes, sans se préoccuper de l'enfant ; il faut agir pour la mère, car si, dans l'espoir de sauver l'enfant, on attend quinze jours afin d'assurer la viabilité de celui-ci, le cancer peut se propager au point d'empêcher l'intervention radicale.

Ce n'est que si le cancer est inopérable qu'il faut l'abandonner à sa marche naturelle, à moins d'hémorrhagies ou de souffrances insupportables, et régler sa conduite dans l'intérêt du fœtus.

Le procédé qui nous paraît préférable pour l'hystérectomie abdominale totale, est celui qu'a employé

Mackenrodt dans les observations que nous rapporterons plus loin.

Mackenrodt part de ce principe qu'il est absolument nécessaire de ne pas inoculer, au cours des manœuvres, la plaie opératoire par les produits cancéreux. Sans cela, l'opération a beau être suivie d'un succès immédiat, elle dépose sur la plaie les éléments de la récidive locale. L'opération n'est bonne que si elle n'est pas suivie de récidive locale.

C'est pourquoi, lorsqu'on pratique l'hystérectomie vaginale dans les trois premiers mois, il est de toute nécessité d'enlever l'utérus et les annexes en entier, autant que possible sans évacuation préalable, sans morcellement, sans ouverture de l'organe : c'est-à-dire, commencer par l'extirpation des masses cancéreuses bourgeonnantes et faire l'occlusion consécutive du col au moyen de quelques ligatures avant de procéder à l'hystérectomie.

A partir du quatrième mois jusqu'à sept mois et demi, période de l'hystérectomie abdominale totale, il faut enlever l'utérus et les annexes sans en ouvrir le corps et après en avoir fermé le col pour éviter toute inoculation. Nos observations IV, V et VI, montrent qu'on obtient ainsi le plein succès demandé.

Ce n'est que si le fœtus est viable qu'il faut se résoudre à ouvrir l'utérus par la section césarienne; mais là encore on réduira les chances d'inoculation à leur minimum en désinfectant et fermant le col au préalable, en attirant l'utérus hors du ventre pour l'inciser et en le refermant par une suture soigneuse avant d'en faire l'extirpation abdominale totale.

On a, en effet, constaté que l'hystérectomie su-pra-vaginale, l'amputation utéro-ovarique de Porro, n'enlevant que la partie non malade, il fallait une opération plus radicale, telle que celle conçue par Freund. Mais on connaît les mauvais résultats de cette opération qu'on dit à tort avoir été appliquée par Bischoff, le premier, à la femme enceinte atteinte de cancer utérin. D'après Berlin (1), cinq opérations sur des femmes à terme ont donné cinq morts opératoires ; deux opérations à six mois de grossesse, deux succès opératoires « sous bénéfice de récidives probables à brève échéance... » Si nous ajoutons à ces cas un autre de Zweifel (2) sur une femme à terme, nous arrivons à huit opérations d'extirpation totale de l'utérus sur des femmes enceintes, dont six à terme ont donné six morts opératoires ; et deux à six mois de grossesse : deux succès opératoires. On trouvera, plus loin, sept des observations en question (3).

Les indications ainsi posées, je vais arriver à l'exposé du procédé employé par Mackenrodt dans les observations que je rapporte ci-dessous. Mais avant de commencer cette description, je dois dire que de tous les procédés connus d'hystérectomie vaginale totale, celui de A. Martin me semble préférable, tel du moins qu'il

(1) BERLIN. *De l'opération césarienne. Méthodes et procédés d'exécution.* Paris, 1890, p. 99.

(2) ZWEIFEL, *loc. cit.*

(3) La 8e observation est celle du professeur Fochier. Il s'agit d'une femme secondipare de 38 ans, avec carcinome utérin à marche rapide, en travail depuis 7 jours. Section césarienne. Extirpation totale de l'utérus par la méthode de Freund. L'opérée succomba de péritonite purulente le quatrième jour.

H.

2

le pratique aujourd'hui : sans le tube à drainage, et en empêchant au contraire toute communication entre la cavité péritonéale et le vagin, au moyen de sutures (1).

Les procédés de morcellement recommandés par Péan, par Muller et même celui décrit récemment par Doyen nous semblent devoir être absolument rejetés, car il est impossible, par ces procédés, de mettre la plaie à l'abri de la contamination par les produits cancéreux. De même, l'emploi de pinces à demeure offre le grave inconvénient de laisser une communication vagino-péritonéale, exposant par là l'opérée à une infection secondaire. Martin ferme la plaie depuis longtemps pour se mettre à l'abri des infections de ce genre.

Voilà maintenant le procédé de Mackenrodt :

Extirpation abdominale totale de l'utérus et des annexes. (Procédé de A. Mackenrodt.)

Le but systématiquement poursuivi par lui dans le traitement du cancer de l'utérus gravide, nous l'avons dit, est double : 1° enlever la totalité du néoplasme ; 2° empêcher la récidive *in situ*, en évitant la contamination de la plaie opératoire par les produits cancéreux (2).

(1) A. MARTIN. (Voir la troisième édition allemande qui vient de paraître).

(2) Nous croyons qu'on est en droit de se demander si, par ce moyen, on ne doit pas s'attendre à voir des guérisons définitives. Les statistiques actuellement connues sont très imparfaites de l'avis de tous, car, en général, elles manquent du contrôle histologique, et, ajouterons-nous, les opérateurs ne se sont pas préoccupés de soustraire la plaie à l'inoculation opératoire.

Soins préparatoires par le vagin. — Au moyen d'une curette tranchante on fait l'abrasion des masses cancéreuses et la cautérisation avec l'appareil de Paquelin ; après quoi on isole, on enferme le foyer néoplasique à l'aide de quelques sutures de la plaie cervicale résultant de l'abrasion.

On fait immédiatement une antisepsie rigoureuse du rectum, du vagin et de la vulve, on vide la vessie et tout est prêt pour commencer l'hystérectomie abdominale. La malade a du être purgée la veille.

Opération proprement dite. — La patiente est placée dans la position de Trendelenburg, d'autant plus favorable ici qu'on a souvent affaire â une femme anémiée.

La paroi abdominale étant aseptisée, on y pratique une incision médiane allant d'un point plus ou moins voisin de l'ombilic (suivant le volume de l'utérus), jusqu'au voisinage du pubis.

Le poids de l'utérus et au besoin des tractions exercées par l'opérateur à mesure qu'il est nécessaire, rapprochent des bords de la plaie abdominale les attaches cervicales du vagin, ce qui va d'une part, faciliter la suite de l'opération et, d'autre part, éloigner les uretères du champ opératoire.

Section des ligaments larges. — De chaque côté de l'utérus, rasant le bord de l'organe, embrassant le ligament large depuis son bord libre jusqu'aussi près que possible de l'insertion vaginale du col, on fixe une pince de Richelot afin de réaliser l'hémostase préventive et de faciliter le maniement de l'organe gestateur, le seul dont nous voulions nous occuper pour l'instant.

Les deux pinces sont confiées à l'aide qui va incliner l'utérus d'abord d'un côté, puis de l'autre, tandis que l'opérateur suturera le ligament large opposé ainsi bien exposé.

Cette suture sera faite de haut en bas, à l'aide de fils de catgut séparés, placés les uns à côté des autres et étagés depuis le bord libre du ligament large, en dehors des annexes, suivant une ligne courbe à concavité externe qui aboutit en bas au niveau de l'insertion du vagin, rasant alors le plus possible le bord de l'utérus, afin de ne point blesser l'uretère.

Chacun des fils, assez longs pour pouvoir par la suite être amenés à la vulve, est noué immédiatement, mais non coupé, et la partie du ligament comprise dans la ligature, sectionnée d'un coup de ciseaux entre le fil et la pince de Richelot.

Lorsqu'on approche de l'artère utérine, il faut la reconnaître et la lier soigneusement ; on s'est comporté de même vis-à-vis des vaisseaux utéro-ovariens.

Lorsque les deux ligaments larges sont liés et sectionnés, il s'agit de séparer l'utérus du vagin.

Libération du col. — Pour ce faire, un aide introduit une pince tire-balle dans le vagin, soulève avec cette pince le cul-de-sac antérieur auquel l'opérateur fait par le ventre une petite boutonnière à l'aide du bistouri prudemment porté sur la partie soulevée, fuyant la vessie qu'on peut rendre bien visible au besoin en la remplissant préalablement d'eau stérilisée.

Par la boutonnière ainsi faite, l'aide pousse la pince dont il écarte aussitôt les mors pour l'élargir.

L'opérateur, passant son index gauche par cette ouverture péritonéo-vaginale, suture par quelques points les bords de la plaie muqueuse et de la plaie du péritoine.

Il suture enfin et coupe successivement ce qui reste du ligament large de chaque côté du col, en. ayant soin de bien serrer les fils ; puis le cul-de-sac de Douglas, qui n'offre plus qu'un pédicule mince et aisément accessible, est coupé et le péritoine suturé comme devant avec la muqueuse vaginale postérieure.

Si, au cours de ces différents temps, on est gêné par la tension des ligaments utéro-sacrés ou utéro-vésicaux, on les coupe entre deux ligatures.

L'utérus enlevé, on réunit en un faisceau tous les fils de la suture des ligaments larges et de la brèche vagino-péritonéale et, au moyen d'une pince introduite par la vulve et le vagin dans la cavité du péritoine, on les amène dans le vagin pour attirer vers ce canal toute la surface cruentée. Par dessus le tout, on ferme le péritoine par une suture en surjet.

Si, comme cela arrive assez souvent, on ne peut attirer dans le vagin les surfaces de section des ligaments larges, on coupe tous les fils courts et on suture le péritoine par dessus.

Ce dernier temps de l'opération, séparation de la surface cruentée et des fils d'avec la cavité péritonéale est, avec la préparation de la femme, le plus sûr garant du succès.

Enfin on suture la paroi abdominale. Les fils vaginaux sont coupés non loin de la vulve, afin qu'ils fassent l'office de drains et on tamponne le vagin à la gaze iodoformée.

Les deux ou trois premiers jours il y a une sécrétion abondante ; mais la déclivité, le drainage, et surtout l'isolement de la cavité péritonéale et du vagin rendent impossible l'infection secondaire.

Telle est l'opération de Mackenrodt, toujours possible et généralement facile, ainsi que nous avons pu nous en convaincre de visu. Elle est applicable non seulement aux cas spécialement visés par nous, mais encore à ceux où la viabilité du fœtus commande l'opération césarienne préalable. Il faut seulement s'occuper de réduire au minimum les chances d'inoculation en ponctionnant les membranes par le vagin dans le premier temps de l'opération, pour permettre l'évacuation du liquide amniotique, inciser l'utérus hors du ventre (Muller) et après extraction du fœtus suturer largement avant de procéder à l'hystérectomie.

Faut-il insister sur la nécessité d'un diagnostic précoce ? Après les travaux si connus de Ruge et Veit cela semblerait inutile ; pourtant en tenant compte de l'abandon complet dans lequel se trouvent un grand nombre de femmes enceintes atteintes de cancer utérin, on admettra qu'il faut encore attirer l'attention sur ce point toutes les fois qu'on parle de cette grave question. Nous croyons ne pas être exagérés en disant qu'on doit *chercher le cancer utérin chez les femmes enceintes : en présence du moindre soupçon, le microscope devra être mis à contribution.*

C'est le principe admis aujourd'hui pour les femmes en dehors de la grossesse, bien qu'il ne soit pas encore observé par tous les gynécologues. En voici une preuve. Je connais le cas d'une dame de la Havane, qui est venue à Paris afin de consulter pour quelques soufrances qu'elle avait au bas-ventre depuis quelque temps. Jeune, approchant la trentaine, d'aspet général bon, elle ne faisait penser qu'à quelque chose de très simple en la voyant.

L'anamnèse ne donnait non plus rien de sérieux ; elle n'avait guère que des règles un peu plus abondantes depuis quelque temps et de la leucorrhée. Elle avait été traitée à la Havane pour une endométrite d'abord, puis pour une salpingite.

Elle fut examinée par un des premiers chirurgiens de Paris, qui déclara que la chose était très simple, et l'intervention une affaire de quelques minutes ; un accoucheur gynécologue de Paris l'examina après le chirurgien et, pour montrer la simplicité de l'opération à pratiquer, étant donnée la bénignité du mal : « Il suffit, disait-il, de nettoyer l'utérus ainsi qu'un dentiste nettoie les dents entourées des sels calcaires. » Il paraît donc que la maladie devait être pour lui une endométrite, et l'opération un curettage.

L'opération étant décidée, le chirurgien s'installe chez

la malade et finit par extirper une tumeur de la grosseur d'un petit œuf.

Deux ou trois jours plus tard, après avoir examiné la tumeur, le chirurgien formule par écrit : « Ablation d'un fibro-sarcome du corps de l'utérus par la voie vaginale. Disparition des métrorrhagies et des névralgies, leucorrhée moins abondante. Paris, 26 juin 1893 ». Le chirurgien ajoute : « C'est plus sérieux que je ne pensais. J'ai besoin de voir madame dans deux ans ».

Eh bien, si le chirurgien en question avait été sûr de l'existence d'un fibro-sarcome de la paroi de l'utérus avant l'opération, il est évident qu'il aurait pratiqué l'extirpation totale de l'utérus.

On voit par là, que même les hommes éminents négligent le devoir de poser un diagnostic exact dans ces cas très délicats ; c'est pourquoi j'ai voulu rapporter ce fait, quoique un peu étranger à notre sujet.

CONCLUSIONS

I. — Chaque·fois qu'une femme enceinte est re-
connue atteinte de cancer utérin, *si le cancer est opérable*, on doit pratiquer l'extirpation totale de l'utérus
et des annexes sans retard, quel que soit l'âge de la
grossesse.

II. — L'opérateur doit se préoccuper : 1° de rendre
impossible toute contamination de la plaie opératoire
par les produits cancéreux ; 2° d'enlever la totalité du
néoplasme.

III. — Pour remplir ce double but, il doit recourir
aux seuls procédés opératoires lui permettant d'enlever
en entier l'utérus et·ses annexes, après avoir isolé le
néoplasme par quelques sutures : dans les trois premiers mois, l'hystérectomie vaginale sera l'opération
de choix, suivant le procédé actuel de Martin, de préfé-
rence ; à partir du quatrième mois, on fera l'hystérectomie abdominale totale par la méthode de Mackenrodt.
Si la grossesse n'a pas dépassé le septième mois et
demi, quoique l'enfant soit vivant, on fera l'extirpation
totale de l'utérus ; si l'enfant est bien viable ou à terme,
on pratiquera l'opération césarienne suivie immédiate-

ment de l'extirpation totale utéro-ovarique que nous conseillons.

IV. — Lorsque le cancer est inopérable, on s'inquiètera du moyen le plus sûr de sauver l'enfant.

V. — Le diagnostic posé de bonne heure pourra seul nous permettre d'espérer des guérisons définitives si, comme il semble rationnel, un semblable espoir est possible : d'où notre conseil de *chercher le cancer utérin chez les femmes enceintes.*

VI. — Toutes les mesures que nous recommandons ont pour but final, non seulement de prolonger la vie des femmes atteintes de cancer utérin, mais de procurer la guérison définitive, répétons-le, si elle est possible. Dans ce sens, il est à désirer que dans toute nouvelle observation, on précise : 1° l'état de la malade, l'étendue du néoplasme au moment de l'intervention, l'âge de la grossesse et le temps écoulé entre le moment où le cancer a été reconnu et celui de l'intervention ; 2° si l'on a pris soin d'enlever les masses cancéreuses et d'isoler le plus possible le néoplasme au moyen de sutures ; 3° si l'on a enlevé tout le cancer avec l'utérus et les annexes et par quel procédé.

Le diagnostic histologique doit précéder toute intervention opératoire.

En cas de mort, après guérison opératoire, il serait très important de décrire l'état de la cicatrice.

SIX OBSERVATIONS

Concernant le cancer du col compliqué de grossesse

Par le Dr **Mackenrodt**

(Dans tous les cas on a fait l'examen histologique.)

OBSERVATION I. — Femme mariée, 33 ans; a eu son dernier enfant il y a quatre ans. Cet accouchement a été suivi d'inflammation chronique du col (catarrhe cervical). Elle est aujourd'hui dans le septième mois de sa septième grossesse et vient consulter parce qu'elle a des hémorrhagies depuis cinq semaines. Examen fait par M. Mackenrodt: grossesse de sept mois compliquée de carcinome cervical. On cherche à sauvegarder la vie de l'enfant et on pratique le tamponnement du col qui arrête l'hémorrhagie dans les premiers moments ; mais quelques jours après les contractions de l'utérus recommencent en donnant lieu à l'accouchement prématuré.

L'enfant, né vivant, succombe quelques jours après. Pendant l'accouchement le col s'est déchiré et on fait le raclage des masses carcinomateuses après ligature temporaire de l'artère utérine. Au bout de trois mois la femme meurt et à l'autcpsie on trouve que le cancer avait envahi le foie.

OBSERVATION II. — Femme mariée, âgée de 36 ans, multipare ; avait eu son dernier enfant deux ans avant le moment de la consultation. Elle vient consulter pour des hémorrhagies répétées depuis deux mois. Examen par M. Mackenrodt : grossesse de 6 mois environ et cancer du col très étendu, la femme étant très anémique. Renseigné par le cas précédent, on fait l'abrasion des masses du néoplasme sur le champ. Six semaines plus tard, l'hémorrhagie recommence, et on est forcé de faire un nouveau râclage des masses carcinomateuses suivi du tamponnement de la cavité du cancer. Au bout de quelques jours après cette intervention, se fait l'expulsion spontanée d'un fœtus mort-né ; la femme meurt deux mois plus tard.

OBSERVATION III. — Femme mariée, âgée de 26 ans, enceinte pour la troisième fois. Elle a eu son dernier enfant à l'âge de 21 ans 1/2, c'est-à-dire il y a 4 ans 1/2. A l'examen fait par M. Mackenrodt, on trouve qu'elle a de fortes douleurs dans le ventre, et une hémorrhagie considérable depuis huit jours. Elle est enceinte de deux mois environ et atteinte de carcinome de la lèvre postérieure du col. Elle avait eu ses règles très régulièrement jusqu'au moment de la grossesse en question ; l'hémorrhagie n'était pas la conséquence du cancer mais d'un avortement, car il y avait rétention d'une partie de l'œuf. Traitement : curettage pour obtenir la rétraction plus complète de l'utérus et rendre ainsi plus facile l'hystérectomie vaginale pratiquée séance tenante. Convalescence facile : un an après l'opération la malade se trouve très bien.

OBSERVATION IV. — Femme de 34 ans ; elle a eu quatre enfants et deux avortements, dont le dernier il y a un an ; on pratiqua un curettage et on enleva une partie de l'œuf, la femme ayant bien guéri d'après ce qu'elle dit. — Six mois après, ses règles redeviennent normales pendant deux mois ; depuis quatre mois, elle a des *hémorrhagies permanentes ;* son médecin l'a traitée pour une endométrite hémorrhagique (sans même soupçonner une grossesse) avec des injections d'eau chaude et au moyen de tamponnement. L'examen pratiqué par M. Mackenrodt, le premier août 1890, donne : femme très anémique (pouls presque introuvable), très pâle et enceinte de six mois ; grossesse compliquée d'un carcinome cervical. Opération :

transfusion de chlorure de sodium, curettage du cancer du col
(les annexes étaient libres, sans chloroforme) et suture du reste
des lèvres par queïques fils séparés; après quoi, désinfection
parfaite et extirpation totale de l'utérus et des annexes par
laparotomie (1). La femme tomba en collapsus de courte durée;
elle revint à elle, et, après l'opération, elle se trouvait bien
malgré son état de faiblesse. Le lendemain, le collapsus re-
paraît, et malgré une transfusion, la femme succombe. L'autopsie accuse une anémie profonde de tous les organes.

Observation V. — Femme mariée, actuellement enceinte
pour la quatrième fois ; deux ans se sont écoulés depuis son
dernier accouchement; ses règles ont été régulières jusqu'à
il y a cinq mois. Il y a huit semaines qu'elle perd beaucoup,
ainsi qu'on peut le voir par son affaiblissement. Examen :
Grossesse de cinq mois et cancer du col. Opération : au
mois de juin 1892, curettage du cancer, cautérisation de
la plaie et laparotomie pour extirper l'utérus et les annexes.
Convalescence magnifique, sans le moindre accident. Au mois
de février 1893, l'opérée est trouvée très bien.

Observation VI. — Femme de 35 ans, mariée depuis huit
ans, a eu trois enfants à terme et un avortement il y a
deux ans et demi. A la suite de cet avortement, catarrhe chronique du col utérin — écoulement et douleurs dans le ventre.
Malgré ces souffrances les règles étaient régulières, jusqu'à il
y a six mois. Cinq semaines après la dernière apparition des
règles, elle eut des hémorrhagies surtout après chaque coït.
Le médecin appelé en consultation trouve une ulcération
qu'il cautérise pendant deux mois avec le nitrate d'argent ;
mais les hémorrhagies se montrèrent plus graves, chaque fois
plongeant la malade dans un état de profonde anémie. Le
Dr Mackenrodt appelé, trouve une grossesse de six mois, compliquée de cancer très étendu du col, mais sans envahisse-
ment des tissus avoisinant l'utérus qui reste libre et mobile.
En novembre de l'année 1891, on fait l'ablation des masses
cancéreuses du col, on cautérise avec l'appareil de Paquelin

(1) Voyez les Planches I et II.

et on fait l'occlusion du col au moyen de ligatures. Désinfection du vagin par l'alcool et par le sublimé, et extirpation totale de l'utérus et des annexes par la méthode de Mackenrodt. Durée de la laparotomie, 48 minutes.

La femme quitte l'hôpital le vingt-et-unième jour, après une convalescence très bonne. Température à son entrée, 36°. Le premier et le deuxième jours après l'opération 38°,2 et 38°, et à partir de ce moment, température normale. Pendant les premiers mois qui suivent l'opération, l'opérée se trouve très bien. Vers le cinquième mois, elle commence à souffrir de douleurs intestinales, et au septième mois, le docteur qui soigne la femme fait appeler Mackenrodt, car la malade est atteinte d'iléus. Mackenrodt confirme le diagnostic d'iléus; l'état de la femme est grave, elle est faible et en collapsus ; transportée à l'hôpital et opérée le même jour, par laparotomie, on trouve une tumeur localisée dans une partie des intestins, qui présentait la couleur feuille morte. Mackenrodt enlève toute la portion malade des intestins et fait un anus contre nature. La femme a supporté très bien l'opération, mais la partie supérieure de l'intestin (duodénum) était insuffisante pour servir à la nutrition, et la malade a succombé le septième jour après l'opération.

Autopsie totale : rien n'indiquait la reproduction du cancer au niveau de l'ancienne cicatrice ni dans son voisinage ; il n'y avait aucune autre trace de cancer dans le cadavre, en dehors de la partie intestinale enlevée.

Ce cancer était-il une métastase ou bien existait-il parallèlement avec le cancer du col, opéré sept mois auparavant?

QUELQUES OBSERVATIONS

d'extirpation totale de l'utérus cancéreux gravide,
parturient ou post partum, antérieurement publiées.

I

Extirpation totale de l'utérus gravide par voie abdominale, d'après la méthode de Freund.

OBSERVATION DE **Spencer Wells** (1).

Il s'agissait de la femme d'un fermier, âgée de trente-sept ans, enceinte de six mois de son sixième enfant et atteinte d'épithélioma du col. Elle vint me trouver le 5 octobre 1881. Seize mois auparavant, elle avait donné naissance à un enfant, l'avait nourri pendant trois mois, s'était affaiblie. Puis il était survenu un écoulement vaginal très gênant. Cependant elle devint de nouveau enceinte, avorta à six semaines vers la fin de 1880, et ses règles revinrent en mars, avril et mai 1881. La date de la dernière conception était douteuse ; cependant on calcula qu'elle était enceinte à peu près du mois de mai.

La première fois qu'elle vint me voir, elle sentait parfaitement les mouvements du fœtus, le ballottement était très distinct et on pouvait entendre les bruits du cœur fœtal. Le col de l'utérus était long et hypertrophié. Le museau de tanche laissait pénétrer le doigt à 0^m025 et le canal cervical était englobé par une masse épithéliomateuse qui avait renversé les lèvres du col et faisait saillie dans le vagin. Dans des consultations antérieures, on avait proposé de provoquer l'avortement et d'amputer le col malade, mais la maladie me semblait si nette-

---

(1) SPENCER WELLS. *Case of excision of a gravid uterus with epithelioma of the cervix.* — *Med.-Chir. Transact.* London, 1882.

ment limitée au col que le raclage des tissus malades, suivi d'une application de chlorure de zinc pourrait permettre à la grossesse de suivre son cours. On se décida à adopter cette manière de faire. Cependant, quelques jours plus tard, la malade était tellement abattue et souffrante et l'écoulement vaginal était tellement augmenté que l'on fit appeler le Dr Graily-Hewitt et moi, afin de voir quelle conduite il fallait tenir. Nous trouvâmes qu'il valait mieux enlever tout l'utérus et son contenu; c'est ce que je fis le 21 octobre.

La malade fut placée comme pour l'ovariotomie ; mais, comme il était indispensable de conserver une sonde dans la vessie, on pratiqua pour cela une ouverture spéciale dans le linge imperméable qui recouvrait la patiente. Le vagin fut tamponné avec du citron thymolé, imbibé d'eau chaude phéniquée à un centième. Je divisai la paroi abdominale sur la ligne médiane, sur une étendue de 0ᵐ20, depuis 0ᵐ05 au-dessus de l'ombilic jusqu'au 0ᵐ15 au-dessous. L'utérus ainsi mis à nu était environ aussi gros qu'une tête d'adulte.

Après l'avoir amené au dehors, je plaçai quatre sutures à la partie supérieure de la plaie, par dessus une grande éponge plate, afin de repousser les intestins en arrière et de protéger l'abdomen contre le refroidissement produit par le spray. J'ai trouvé les ovaires plus haut et plus près du fond que je ne m'y attendais. Il fut très facile de lier l'artère utéro-ovarienne, d'abord à gauche, puis à droite, en transfixant le ligament large au-dessous de chaque ovaire, et en le liant avec de la soie forte. Je me servis du cathéter comme guide pour disséquer la vessie et la détacher de la face antérieure de l'utérus. Les tuniques de l'utérus étaient très minces, ressemblaient à celles d'un kyste tendu, et ne tardèrent pas à se rompre accidentellement. Je ponctionnai les membranes qui faisaient saillie, et il s'écoula une certaine quantité de liquide amniotique. Il s'agissait alors de retirer le fœtus, de lier et de couper le cordon; je ne m'occupai pas du placenta. Je séparai ensuite l'insertion du vagin à l'utérus, en sectionnant circulairement, et j'appliquai une pince à forcipressure sur tous les vaisseaux qui saignaient. L'utérus en entier, avec toutes les parties malades qui entouraient le col fut alors enlevé. On

retira successivement toutes les pinces et tous les vaisseaux
furent liés avec la soie phéniquée ; puis, retirant les tampons
vaginaux, je réunis les bords de l'ouverture vaginale et les
bords des ligaments larges divisés, avec des sutures de soie.
Le bassin fut soigneusement nettoyé, la plaie fermée comme
d'habitude, et on fit le même pansement que pour l'ovariotomie.

La malade resta sous l'influence anesthésique pendant
environ 75 minutes ; mais l'opération ne dura qu'une heure,
depuis le premier coup de bistouri jusqu'à l'occlusion complète de la plaie.

Voici la durée de chaque phase de l'opération :

2 h. 41. Cathétérisme et tamponnement vaginal.

2 h. 50. Incision de la paroi abdominale.

2 h. 53. L'utérus est amené au dehors.

2 h. 56. Application des sutures à la partie supérieure de la
paroi abdominale, division des ligaments larges et du vagin,
extraction du fœtus et application de pinces sur les vaisseaux
jusqu'à ce que :

3 h. 10. On enlève l'utérus.

3 h. 40. Ligature des vaisseaux et application des sutures du
vagin et des ligaments larges.

3 h. 50. Occlusion de la plaie et pansement.

3 h. 55. La malade est replacée dans son lit.

L'utérus et ses annexes pesaient 750 grammes non compris
le fœtus et mesuraient 0,15 de long.

La partie supérieure ne présentait rien d'anormal. En avant
immédiatement au-dessous de la ligne de réflexion du péritoine sur la vessie, se trouvait une plaie horizontale de 0^m05
de large communiquant avec la cavité utérine.

De chaque côté, on pouvait voir le bout des artères coupées
qui pénétraient dans l'utérus à sa partie latérale et inférieure
entre les revêtements péritonéaux antérieur et postérieur. Le
museau de tanche était complètement entouré par une excrois-
sance en chou-fleur qui avait très peu gagné la cavité utérine,
mais avait envahi le tissu cellulaire à droite du col. La portion
de la paroi vaginale enlevée formait une frange complète, mais
très étroite, autour de la tumeur. Examinée au microscope,

H.　　　　　　　　　　　　　　　　　　　3

cette production présentait tous les caractères de l'épithélioma. L'ovaire droit contenait un volumineux corps jaune de grossesse; l'ovaire gauche renfermait deux corps jaunes en état d'atrophie ; le stroma était normal et ne présentait pas trace de follicules dilatés.

Le fœtus pesait 670 gr., c'est-à-dire 80 gr. de moins que l'utérus avec ses annexes ; il avait 0m28 de long et était très bien constitué ; ses paupières étaient accolées l'une à l'autre, ses ongles n'allaient pas jusqu'au bout des doigts.

Le cordon avait 0m24 de long. Il est donc probable que ce fœtus était âgé de six mois et une semaine.

Guérison opératoire. L'opérée se lève le vingt-huitième jour.

Six mois après, examen par Spencer Wells qui trouve une induration suspecte dans la cicatrice vaginale.

II

Extirpation totale de l'utérus parturient par la voie abdominale d'après la méthode de Freund, après opération césarienne.

1° OBSERVATIONS DE **Schrœder** (I), DE **Bischoff**, DE **Schrœder** (II), DE **Grapow**.

OBSERVATION DE **Schrœder** (1)

Complication de la grossesse par le carcinome.

Cette grave complication a été constatée seulement douze

(1) *Grossesse compliquée de tumeurs*, par le Dr C.-H. STRATZ, assistant à la clinique de Berlin. (*Zeitschrift für Geburtshülfe und Gynäkologie*. Band XII, p. 280.)

fois de 1876 à 1886 à la clinique de Schrœder, dont cinq fois pendant la grossesse et sept fois pendant le travail. Ces cas sont les suivants (1) :

a. — Pendant la Grossesse.

1. — Mme S...n, 42 ans, I pare, 1883. Lithopédion, carcinome du museau de tanche. Amputation sus-vaginale. Guérie. Pas de récidive « *Zunächst* ».

2. — Mme Sch...z, 41 ans, VI pare, 1883. Carcinome du museau de tanche. Grossesse de quatre mois. Amputation sus-vaginale. Avortement quatre jours après l'opération. Guérie. Pas de récidive « *Zunächst* ».

3. — Mme M...sch, 35 ans, VIII pare, 1884. Carcinome progressif du museau de tanche. Grossesse de quatre mois. Avortement à quatre mois. Excochléation, cautérisation. Renvoyée (sortie) guérie.

4. — Mme N...r, 40 ans, IV pare, 1884. Carcinome du col. Grossesse de quatre mois. Amputation sus-vaginale. Avortement quatre jours après l'opération, sortie guérie.

5. — Mme G...r, 38 ans, III pare, 1885. Carcinome de la lèvre antérieure. Grossesse de six mois. Amputation sus-vaginale de la lèvre antérieure. Sortie guérie. Avortement (produit de conception vivant) trois semaines après l'opération.

Donc, dans tous les cas, cités ci-dessus, les mères ont été provisoirement guéries, mais aucune d'elles n'est arrivée au terme de la grossesse après l'opération du carcinome.

b. — Pendant le travail.

1. — Mme K..., 42 ans, X pare, 1879. Carcinome du col ; progressant. Grossesse de six mois. Opération césarienne. Mère

(1) Nous n'avons pas voulu séparer l'observation 7 (p. 36) qui seule nous intéresse de celles qui l'accompagnent dans le mémoire de Stratz.

morte deux jours après l'opération. Enfant né asphyxié, a vécu deux mois.

2. — Mme D...r, 30 ans, III pare, 1879. Carcinome du col; en travail, position transversale. Version et extraction. Enfant mort, macéré. Mère sortie avec son carcinome progressant; est morte un mois après.

Ces deux cas ont été publiés par Frommel (1).

3. — Mme K..., 27 ans, III pare, 1881. Carcinome du museau de tanche. En travail. Présentation du sommet. Excochléation. Forceps. Suites de couches fébriles. Sortie guérie. Enfant vivant (fille).

4. — Mme W..., 34 ans, 1882. Carcinome du col. En travail. Accouchement spontané. Amputation sus-vaginale après l'accouchement. Mère morte sept jours post partum. Enfant?

5. — Mme Schl., 28 ans, II pare, 1884. Carcinome du col. En travail. Présentation de l'extrémité céphalique. Accouchement spontané. Trois semaines après l'accouchement, amputation sus-vaginale. Mère morte deux mois après l'opération (carcinose progressive). Enfant vivant.

6. — Mme R..., 42 ans, X pare, 1884. Carcinome du col (progressif). En travail. Position transversale. Tympanite de l'utérus. Température 39°. Version avec extraction. Mère morte post partum. Enfant mort.

7. — *Mme C..., 28 ans, III pare. Carcinome du col. Présentation de l'extrémité céphalique, fièvre 39°,5. Section cesarienne. Opération de Freund. Mère morte un jour après l'opération. Enfant profondément asphyxié, n'a pu être ranimé (opérée d'après Zweifel (2), le 27 octobre 1879) (3).*

Dans ces sept cas : quatre mères sont mortes immé-

(1) *Zeitschrift.* Bd. 5, S. 158.
(2) Zweifel (voir l'obs.).
(3) Stratz ajoute plus loin à propos de ce cas: «Il démontre de la

diatement après l'accouchement, et deux pendant les suites de celui-ci. Quant aux enfants, quatre sont nés vivants, deux ont été sauvés définitivement. Nous manquons de renseignements concernant un de ces enfants.

Ces résultats sont assez pareils aux résultats publiés par beaucoup d'autres auteurs. Mais il y a un point sur lequel je suis en opposition avec les publications parues, c'est que, pour moi, les cas de grossesse compliquée de cancer sont relativement rares.

Sur 1,034 malades affectées de cancer, qui ont été observées pendant les dix dernières années, douze seulement étaient enceintes, soit 1.16 0/0.

Sur 17,832 accouchements observés dans ce même laps de temps, 7 seulement furent compliqués de cancer ; donc 0,039 0/0, c'est-à-dire que pour 10,000 accouchements, il n'y a que quatre cas de complication par le cancer.

2º Observation de Bischoff (1).

Braün R...., quarante et un ans, est accouchée sept fois de 1864 à 1875 : deux de ses couches se terminèrent à sept mois.

Au commencement d'août 1879, cette femme constata à l'accroissement de son abdomen et à des mouvements bien caractérisés du fœtus, qu'elle était de nouveau enceinte. En novembre, surviennent quelques hémorrhagies. Le 11 décembre une perte abondante oblige la femme à entrer à l'hôpital ;

façon la plus éclatante la marche rapide du cancer pendant la grossesse. J'avais eu l'occasion d'examiner cette femme au quatrième mois : il y avait une infiltration modérée du col, la muqueuse cervicale en ectropion n'était guère plus modifiée que dans les érosions, le paramétrium était complètement libre. — Sur la pièce enlevée par l'opération de Freund, le col formait une masse complètement dégénérée de 7 c. de hauteur et de 6 c. de largeur ».

(1) Gonner. *Zur Therapie der durch Carcinom des Uterus complic. Schwangerschaft und Geburt. Zeitschr. f. Geb. u. Gyn.* T. x, p. 14.

elle est anémiée ; l'hémorrhagie est arrêtée au moyen d'injections tièdes. On constate sur la portion vaginale du col de petits points friables ; quelques-uns sont enlevés pour être examinés au microscope. Cette opération est suivie d'un écoulement abondant. Le 15, les pertes obligent de recourir au tamponnement.

Le 17, l'état général de la malade s'aggrave. Après l'avoir chloroformisée, on procède à la laparotomie. L'utérus, préalablement ponctionné, est amené hors des lèvres de la plaie abdominale et on procède à l'opération césarienne.

L'enfant fut extrait vivant ; on compléta l'opération par l'extirpation de l'utérus par la méthode de Freund. On constata à ce moment l'existence d'une masse cancéreuse à gauche, ce qui força à faire des excisions plus profondes, et occasionna des hémorrhagies graves de l'artère utérine qui ne purent être arrêtées que par la ligature en masse. Bien que la perte du sang ait été relativement minime, l'état de la femme était tel qu'on dut transfuser 120 grammes de sang défibriné.

La malade est à peine un peu agitée, et meurt subitement à sept heures trente du soir.

L'enfant, qui était une fille, naquit vivante (3,200 grammes). Survit en 1883.

Autopsie. — Infiltration ganglionnaire intense ; friabilité très marquée du col malade qui mesure 11 c. L'uretère gauche avait été lié avec l'artère utérine.

3º Observation de Schrœder (1).

L'auteur présente l'utérus d'une femme qui avait un cancer du col au moment de son accouchement. Quatre mois auparavant (mois de juillet), alors qu'elle était enceinte de six mois à peu près, on diagnostiqua un cancer de la portion vaginale. La tumeur, du volume du poing, remplissait le bassin et en

(1) Schrœder. *Gesellschaft für Geburtshulfe und Gynäk.*, 27 novembre 1885, in *Centralblatt für Gynäk.*, 1888, p. 10. — Stratz ne rapporte pas cette obs.; Zweifel ne fait que la mentionner.

son milieu on pouvait reconnaître le canal cervical. L'infiltration s'étendait jusqu'à la partie inférieure du corps de l'utérus. On ne pouvait compter sur un accouchement par les voies naturelles. Dans l'impossibilité de sauver la mère, on laissa l'enfant se développer jusqu'à ce qu'il fût viable.

Sept semaines avant le terme de la grossesse apparaissent les douleurs sans qu'aucun changement se produise du côté du col. Au bout de 24 heures, il s'écoule du liquide amniotique mélangé du méconium ; les battements du cœur de l'enfant cessent d'être nettement perceptibles. Malgré un pronostic si peu favorable pour lui, il sembla qu'on pouvait tenter quelque chose en sa faveur. L'extraction à travers le col n'était pas possible ; la femme présentait de la fièvre, et les liquides qui s'écoulaient étaient putréfiés. Schröder pratiqua l'opération césarienne et amena un enfant profondément asphyxié qui ne put être ranimé.

L'opération césarienne classique, non plus que l'opération de Porro ne semblant devoir donner de résultat pour la mère, on eut recours à l'opération de Freund : les annexes sont séparées en avant et en arrière, les vaisseaux sont liés isolément ; la vessie a été déchirée en la séparant de l'utérus à cause peut-être du ramollissement prolongé qui s'était produit sous l'influence du travail. On sépara l'utérus du vagin qui fut suturé ainsi que le péritoine ; on fit le drainage de la vessie en y plaçant un cathéter à demeure.

Au bout de cinq heures eut lieu la mort de la malade par péritonite ; dans l'épanchement on trouva de nombreux streptocoques.

4º Observation de **Grapow** (1).

Mᵐᵉ Eva Deubel, née Urban, veuve, âgée de 33 ans, V pare. Prétend avoir été toujours bien portante. Rien de parti-

(1) Grapow. *Zeitschr. f. Geburtsh. u. Gynäk.* H. Bd. xvii, p. 110, 1889.

culier dans les antécédents héréditaires. Réglée à 16 ans, toujours régulièrement, toutes les quatre semaines, durée des règles, cinq jours ; règles très abondantes, sans douleurs.

La malade a accouché déjà quatre fois : à 22, 24, 28 et 30 ans. Grossesses, accouchements et suites de couches furent normaux, sans assistance médicale. La patiente allaita elle-même tous ses enfants et se plaça aussi une fois comme nourrice. Son mari est mort, il y a trois ans, d'une affection pulmonaire. Elle vivait pauvrement. Dans ces derniers temps, elle se fit garde-malade ; ce métier la fatiguait beaucoup, surtout les veilles de nuit ; ses jambes enflaient toujours.

Son état actuel commença, il y a huit mois, fin d'octobre 1887, par une période menstruelle prolongée et par une perte de sang en dehors de la période avec des fragments comme du sang caillé. En même temps son ventre augmentait de volume. Il y a quatre mois, elle sentit comme des mouvements fœtaux ; cependant le diagnostic de grossesse n'est pas absolument certain. Depuis quelques mois, l'écoulement sanguin aurait cessé et les règles ne revinrent plus.

Elle fut reçue à la clinique le 23 juin 1888 avec le diagnostic d'une tumeur maligne — avec éventualité d'une opération.

Etat de la malade le 25 juin 1888 :

La patiente est de taille moyenne, ossature forte, muscles bons. Elle a un aspect cachectique, de sorte qu'elle paraît beaucoup plus âgée qu'elle ne l'est. Elle présente de l'œdème sur tout le corps, mais particulièrement aux extrémités inférieures et aux parois abdominales. Peau et muqueuses très anémiées ; le visage et la sclérotique un peu teintés en jaune.

Les poumons sont sains ; les bruits cardiaques nets, fréquence du pouls augmentée (114 pulsations) ; pouls petit et faible. Les seins sont de grosseur moyenne, pendants, une légère pression en fait sortir du colostrum. Mamelon bien perméable.

Le ventre est uniformément développé, étendu en longueur, ovoïde. La ligne blanche est peu pigmentée, l'ombilic un peu saillant ; de nombreuses vergetures anciennes, et peu de nouvelles. La tumeur s'élève en haut jusqu'à l'appendice xiphoïde. Le palper est très difficile à cause de l'œdème des téguments abdominaux ; ceux-ci sont fortement tendus et douloureux au toucher, surtout dans un endroit où on a la sensation de « crépitation neigeuse », quand on déplace avec la main la peau sur la couche sous-jacente.

On ne sent ni petites parties fœtales, ni expansions de la tumeur ; seulement des deux côtés de la tumeur, partent deux cordons ronds et tendus, qui paraissent être les ligaments ronds.

A la percussion, le milieu de la tumeur est mat ; en haut et en dehors on perçoit un son tympanique. A l'auscultation, on entend dans la région ombilicale le souffle utérin, synchrone avec le pouls de la malade. A gauche et en haut on entend des bruits de cœur fœtal, mais très indistinctement, de sorte que l'on en est pas absolument sûr.

L'examen interne apprend ceci : le vagin est modérément large et long, sa muqueuse un peu rude, mais uniformément et ne présentant pas d'infiltrations nodulaires. On y trouve un écoulement continuel de sang ancien et frais, et mélangé à du tissu friable. Le museau de tanche est court, manifestant par ses fissures la multiparité. La lèvre antérieure est lisse et assez ramollie, la postérieure raide, rongée, fendue, friable. Cet état est constaté des deux côtés, mais c'est surtout dans le paramétrium gauche que ces lésions vont plus loin.

Le canal cervical laisse passer librement deux doigts ; on sent une poche des eaux, et en haut du bassin on perçoit le ballottement d'une grosse tête fœtale, ce qui permet d'émettre sûrement cette fois-ci le diagnostic de la grossesse, laquelle jusqu'à maintenant était douteuse. La patiente fut alors informée qu'elle était enceinte, que ses dernières règles étaient celles du commencement d'octobre 1887 et qu'elle devait s'attendre à accoucher dans une ou deux semaines.

La vessie se trouve un peu attirée en haut ; les urines sont troubles et contiennent beaucoup d'albumine.

L'examen interne ayant démontré que l'accouchement par les voies naturelles était peu probable, la patiente fut préparée à l'éventualité d'une laparotomie.

Le 27 juin 1888, la patiente ressentait depuis la veille des douleurs dans la région lombaire et le bas-ventre. L'examen permit de constater que le travail était déjà commencé, et la patiente fut conduite dans la salle de travail. A sept heures du soir, le col était effacé, autant que le lui permettait l'étendue du tissu ramolli ; l'orifice utérin était grand comme une pièce de deux marks, la tête mobile au-dessus du détroit supérieur. Les douleurs revenaient à peu près tous les quarts d'heure, douleurs très pénibles ; dans le courant de la nuit pourtant, les douleurs diminuèrent et l'orifice utérin fut de nouveau bouché par les masses entassées de tissu friable.

28 juin 1888. Pendant la nuit, les douleurs ont été moins fréquentes ; le matin il y eut du mieux sous ce rapport, mais on ne constata pas de progrès dans le travail. On se laissa convaincre de plus en plus que l'accouchement par les voies naturelles, soit spontané, soit artificiel, serait aussi dangereux pour la mère que l'opération césarienne, pour laquelle, cependant, on ne se décide pas, parce que l'on n'est pas bien convaincu que l'enfant vit. Dans l'après-midi, on est parvenu une fois à entendre les bruits du cœur fœtal, avec certitude cette fois-ci ; on les a entendus tout à fait à droite et en dehors, et quoique aussitôt on ne les retrouvât plus, l'opération fut décidée sur le moment. Voilà ce que nous avons à noter sur l'opération : à cause de la pâleur et de la petitesse du pouls, le chloroforme fut donné tout à fait superficiellement, de sorte que la réaction ne cessa pas un instant. Pendant l'incision de la ligne blanche, il s'écoula une espèce de liquide sanguinolent, clair et aqueux. L'incision longitudinale de l'utérus tomba sur le placenta ; l'enfant extrait était gros, fort, et ne tarda pas à crier. Placenta et membranes furent enlevés, la cavité nettoyée avec des éponges au sublimé ; tube constricteur très fortement serré. Par le toucher bi-manuel, on a bien constaté la mobilité du col, telle que l'extirpation totale abdominale sera possible. La vessie et le rectum paraissent indemnes, mais dans le paramétrium gauche on constate une infiltration dure qui monte en dehors.

Les annexes utérines des deux côtés furent rapidement liées et enlevées sans écoulement du sang.

La vessie ayant été fortement attirée en dehors, fut séparée de l'utérus avec le couteau ; pourtant il en resta des petites portions adhérentes à sa paroi extérieure. Alors, le cul-de-sac antérieur fut par un assistant refoulé du vagin en haut, doublement suturé et détaché. L'état de la malade est déjà très inquiétant, son pouls est très mauvais. Le chloroforme est donné à dose minima ; deux injections d'éther ont été faites. L'incision du cul-de-sac de Douglas fut exécutée rapidement et sans aucun accident. Ensuite, le ligament large droit fut lié en quatre endroits ; pendant l'incision, il ne s'écoula pas une goutte de sang. Pouls filiforme. Encore deux injections d'éther. Pendant la ligature du ligament large gauche, celui-ci se rompit près de l'utérus. On voit que l'on se trouve au milieu d'une grande infiltration cancéreuse, qui est beaucoup plus étendue que l'on ne supposait.

L'état de la patiente en attendant, devenait de plus en plus mauvais ; la respiration cesse et malgré les excitations ne revient plus. Exitus letalis. L'autopsie ne fournit aucun renseignement qui n'ait été reconnu pendant la vie.

La mort fut causée par la grande anémie et la défaillance cardiaque.

III

Extirpation totale de l'utérus gravide ou parturient, après opération césarienne, par les voies vaginale et abdominale combinées (en une seule séance).

Observations de Zweifel (1)

Avec Benicke, nous allons désigner par 1er *stade* de la carcinose, une limitation telle du carcinome que l'opération radicale peut encore être pratiquée ; par 2e *stade*, la période où le carcinome est devenu incurable et où seul l'emploi des palliatifs est possible.

(1) Zweifel. *Centralblatt fur Gynäkologie,* no 12, du 23 mars 1889, p. 193 à 200.

Si c'est une femme non enceinte qui est atteinte de carcinome, la conduite du médecin est toute tracée : se trouve-t-elle dans le 1ᵉʳ stade, c'est-à-dire quand l'exploration pendant la narcose apprend que tout le tissu malade peut être enlevé en pratiquant les incisions dans le tissu sain, c'est l'extirpation totale de l'utérus par la voie vaginale qui est adoptée par tous les gynécologistes et chirurgiens modernes.

Si c'est une femme enceinte qui se trouve dans le 1ᵉʳ stade, on doit se décider pour l'opération le plus tôt possible : il serait imprudent de provoquer d'abord l'avortement, et puis d'attendre encore l'involution complète de l'utérus, perdant ainsi bien des semaines précieuses. Dans ce cas, pas de considérations à l'égard de l'enfant, car l'attente qu'il soit viable aurait pour résultat une extension telle que la mère serait condamnée.

Pour que l'extirpation totale de l'utérus par la voie vaginale chez une femme non enceinte puisse être pratiquée, il faut : que l'utérus soit mobile et pas trop gros, que les ligaments larges, la cavité de Douglas et le replis vésico-utérin soient indemnes de toute infiltration cancéreuse. Il faut aussi faire grande attention au déplacement de la vessie.

Il est clair que l'utérus gravide ne peut pas être extirpé par la voie vaginale si la grossesse a dépassé le 2ᵉ mois, il est trop volumineux. Dans le cours des deux premiers mois de la grossesse, il peut être extirpé par le vagin (1). L'opération ne présente aucune différence avec l'hystérectomie ordinaire.

Si, la grossesse ayant dépassé le 2ᵉ mois, le carcinome est encore tellement limité que son ablation radicale paraisse encore être possible, on doit procéder soit à l'amputation haute du col, ou sus-vaginale (amputatio colli alta siva supra-vaginalis), soit à l'extirpation totale de l'utérus par laparotomie. Dans trois cas d'amputation sus-vaginale que communique Stratz, de la clinique de Schröder, l'avortement s'est produit dans tous les cas ; pourtant, dans le dernier cas, l'avortement

____

(1) Observations d'Hofmeier, Kaltenbach, Landau-Gottschalk, etc.

n'a eu lieu que trois semaines après l'opération, et il paraît avoir été provoqué par une cause accidentelle.

Dans notre cas, il s'agit d'une femme âgée de 32 ans, ayant accouché normalement six fois, et ayant été toujours bien portante; son dernier accouchement eut lieu le 6 janvier 1387. Au mois de mai 1888, sa menstruation disparut et la femme se sentit enceinte de nouveau. Dès le premier mois, la malade ressentit, dans le côté gauche du ventre, des douleurs très pénibles, douleurs comparées par la malade à celles de l'enfantement, et qui l'obligeaient parfois à garder le lit pendant plusieurs jours ; avant son entrée à l'établissement, c'est-à-dire au milieu du mois de septembre, elle commença à perdre du sang abondamment. Une sage-femme et un médecin qui furent appelés, diagnostiquèrent le commencement d'un avortement et envoyèrent la femme à la clinique.

La femme se présenta et à son examen on trouva : bonne nutrition, bonne mine ; l'utérus montait jusqu'à l'ombilic, les bruits du cœur fœtal s'entendaient distinctement entre l'ombilic et la symphyse. Le museau de tanche fut trouvé fortement augmenté de volume et tranformé en ulcère dur au toucher (forme dure), crevassé et légèrement saignant, mais qui n'empiétait pas encore sur les parois vaginales. Le jour de l'entrée fut pratiquée une forte cautérisation avec le chlorure de zinc et contre l'eschare il fut fait très soigneusement des lavages avec de la créoline. Pour contrôler si et en combien de temps le néoplasme se propageait, on a fait un point de suture sur la ligne de séparation entre le tissu envahi et le tissu sain. Neuf jours après, on constata une notable extension et dans le courant de quinze jours cette extension en largeur fut de deux travers de doigts.

Donc il y avait danger à attendre et il n'y avait pas à songer dans ces conditions, et au sixième mois de la grossesse, à attendre que l'enfant soit viable; aussi, j'ai décidé de pratiquer l'extirpation complète de l'utérus. L'amputation haute du col, le néoplasme remontant déjà assez haut, devait occasionner l'avortement ; d'autre part, l'extirpation totale pouvait arrêter la marche de la maladie.

Pour l'extirpation de l'utérus le plan suivant fut arrêté et ensuite exécuté. On devait d'abord amputer le col par le vagin avec le thermo-cautère de Paquelin, puis ouvrir la cavité de Douglas. Il va sans dire que toutes hémorrhagies seront convenablement étanchées ou arrêtées.

Avec l'ouverture de la cavité de Douglas finit l'opération par le vagin. Le vagin est tamponné avec de la gaze iodoformée. La malade est alors placée en position de laparotomie; la cavité abdominale est ouverte jusqu'à l'ombilic, l'utérus entraîné en dehors et l'enfant extrait. Ensuite, profondément vers le col de l'utérus, est faite *une ligature avec un tube élastique*. A ce moment les ligaments larges des deux côtés sont traités comme je l'ai déjà décrit pour l'hystéro-myomectomie.

Le corps de l'utérus avec le placenta est sectionné au-dessus de la ligature; ensuite le replis vésico-utérin est ouvert, les fils du pédicule utérin ramenés à travers cette fente dans le vagin et les bouts coupés court contre les ligaments larges.

Ainsi finit l'opération dans la cavité abdominale; les parois abdominales sont fermées à la manière usitée et toutes les précautions prises contre les hémorrhagies ultérieures. Maintenant, la femme étant de nouveau mise en position comme pour l'opération de la pierre, l'extirpation de l'utérus par en bas est exécutée comme toute extirpation totale par le vagin.

Le pédicule utérin est basculé en avant. Le carcinome est disséqué aussi précisément et minutieusement que possible. Autrefois, j'ai pansé la plaie vaginale avec de la gaze iodoformée. Mais ayant remarqué que souvent cette gaze s'attache fortement aux anses intestinales, lesquelles s'en détachent ensuite avec difficulté, de sorte que quelquefois des anses tout entières sont entraînées en dehors, j'ai changé de procédé. Je réunis les deux angles de la plaie avec un ou deux points de suture au catgut et j'introduis au milieu un drain en T en gomme enduit d'iodoforme; ce drain est retiré 6-24 heures après l'opération. Dans le vagin, je mets de la gaze iodoformée.

Le 9 octobre 1888, eut lieu l'opération exécutée selon le plan ci-dessus tracé. Elle se passa sans aucun accident. La température monta jusqu'à 8 h. du soir à 37°,8 C., mais elle baissa ensuite et resta pendant les premiers cinq jours à 37°,7.

Comme il s'écoula très peu de sang à travers le drain, celui-ci fut enlevé dans la soirée.

La malade fut si peu raisonnable que, malgré notre ordre de ne pas avaler des morceaux de glace, elle ouvrit en cachette la vessie remplie de glace et en mangea. Elle a eu beaucoup de vomissements, quoique d'autre part, son état fût bon et qu'il n'y eût pas de fièvre. Quand la vessie de glace fut nouée de nouveau, elle la troua pour boire en cachette. Naturellement elle a été mouillée et elle fut atteinte d'un violent catarrhe. Du cinquième au quinzième jour, la température monta tous les jours ; deux fois elle s'éleva jusqu'à 38°,8 C. Malgré ces accidents la malade guérit entièrement.

Cette opération a ceci de favorable que la cavité abdominale n'est ouverte que pendant très peu de temps, que le carcinome peut être disséqué par en bas et que l'hémostase peut se faire beaucoup mieux.

L'enfant dans ce cas n'était pas viable. Mais un enfant viable ou vivant peut être parfaitement obtenu avec cette manière d'opérer, tout en permettant l'ablation radicale du tissu malade. Les incisions dans le vagin ne nuisent pas à la vie des enfants, car il est démontré qu'ils supportent des tentatives beaucoup plus sérieuses. Avec ces incisions, on évite les hémorrhagies un peu fortes qui se produiraient si l'on ouvrait les culs-de-sac vaginaux par en haut.

La pièce anatomique, dans notre cas — l'utérus avec placenta *in situ* — fut aussitôt après l'extirpation injectée par l'artère et la veine utérines et la veine ombilicale. La description de cette pièce paraîtra ultérieurement. Depuis le cas de Schröder (opérée du 27 octobre 1879), l'extirpation de l'utérus (opération de Freund) au dixième mois de la grossesse et pendant l'accouchement, fut exécutée par Bischoff, le 13 décembre 1879. Les deux femmes, celle de Schröder et celle de Bischoff moururent ; la première deux jours et la deuxième neuf heures après l'opération. Dans le premiers cas, les points de suture de l'utérus se sont défaits par la désagrégation des nœuds, malgré les sept sutures profondes qui traversaient toute l'épaisseur de la plaie utérine et une quantité de points de suture superficiels. Dans le dernier cas, la malade était déjà dans un triste état avant l'opération, et il y eut un fâcheux accident : pincement dans la ligature de l'uretère gauche. Le carcinome était aussi beaucoup plus étendu qu'on ne le supposait tout d'abord.

Le troisième cas est de Spencer Wells, du 21 octobre 1881, avec succès pour la mère. Le fœtus n'était que de six mois, fit peu d'inspirations. Le manuel opératoire fut assez semblable à celui de Freund.

Le quatrième cas fut de nouveau une opération de Freund, faite par Schröder. La date n'est pas précisée. On en trouve une courte mention dans les comptes rendus des séances de la Société berlinoise d'accouchements et de gynécologie, du 27 novembre 1885 (*Centralblatt für Gynœkologie*, 1886, p. 10). La mort eut lieu cinq heures après l'opération par péritonite ; dans l'épanchement on trouva de nombreux streptocoques. Cette opération fut exécutée au moment du travail.

Pour éviter les deux dangers de l'opération de Freund (1) (hémorrhagies graves et exposition des intestins, d'où leur refroidissement), j'ai eu recours huit fois à un procédé combiné qui est le suivant : j'ai d'abord amputé la portion vaginale de l'utérus, ouvert le cul-de-sac de Douglas et préparé le pédicule en haut et en avant de la vessie. Ensuite, après étanchement du sang, j'ai bouché le vagin avec de la gaze iodoformée, et, après avoir fait changer la position de la femme, j'ai pratiqué la laparotomie.

Dans trois cas de grossesse à terme, c'est à ce moment que l'enfant fut extrait par l'opération césàrienne ; afin de ne pas perdre de temps, au lieu de suturer l'utérus, on l'a étreint par un tube élastique fortement noué. Alors seulement, on procéda à l'application des ligatures partielles, comme cela se fait dans la myomectomie. Les deux ligaments infundibulopelviens furent liés séparément et l'on fit ensuite une ligature

(1) Paul Zweifel. *Vorlesungen über klinische Gynäkologie*, p. 316 et suivantes. Berlin, 1892.

unique en masse. Le tube ayant rempli son rôle, le sang écoulé fut étanché avec des éponges et l'utérus vide fut enlevé avec le placenta. Le replis vésico-utérin fut alors ouvert et par lui les fils de ligature laissés longs furent ramenés dans le vagin et coupés court ; après quoi la cavité abdominale fut réunie et suturée.

L'opération par ce procédé se fait en quinze ou vingt minutes, et elle ne présente aucun danger concernant le refroidissement des intestins. Après un pansement provisoire rapide, protégeant contre le refroidissement ultérieur, les jambes sont relevées de nouveau et alors seulement le petit pédicule cervical est extirpé par en bas, selon le procédé type.

On comprendra aisément l'avantage de ce procédé en constatant les résultats de cette opération hardie : sur huit femmes ainsi opérées, deux seulement moururent.

Je crois utile, au point de vue pratique, de raconter l'histoire de ces deux opérées.

La première fut amenée à la clinique avec des hémorrhagies ; figure creusée et jaune-cire, en un mot dans un état de cachexie bien caractérisée. Le carcinome exhalait une odeur fétide, et à cause de cette odeur, le vagin et la portion vaginale de l'utérus furent désinfectés tous les jours et tamponnés chaque fois avec de la gaze iodoformée et des tampons à l'alcool salicylé ; en plus, les intestins furent vidés.

Après l'opération, survint de la fièvre et une péritonite septique se déclara sans qu'on ait pu prévoir cet accident. A l'autopsie, on constata l'intégrité de la vessie et des uretères. La cause de la septicémie resta non éclaircie.

La deuxième malade venait de la policlinique à cause de l'impossibilité où elle était d'accoucher. Malgré de fortes douleurs, le travail durait depuis vingt-quatre heures ; la cause en était un carcinome du col utérin. Comme la parturiente arriva chez nous tard dans la soirée, l'extirpation totale de l'utérus ne put être pratiquée, faute d'une bonne organisation de l'éclairage. D'autre part, il ne fallait pas songer à laisser là malade pendant toute la nuit, dans l'état où elle se trouvait, en proie à des douleurs violentes et prolongées. Donc, il fut décidé de faire une application du forceps, après

H.   4

avoir procédé préalablement à l'incision des végétations canéreuses. Le forceps fut appliqué et l'enfant extrait vivant, mais la parturiente perdit beaucoup de sang. On est arrivé cependant à l'hémostase complète par le tamponnement des incisions et de la cavité cervicale. Le matin suivant on pratiqua l'extirpation totale de l'utérus fraîchement vidé. L'hémorrhagie fut de nouveau très forte et l'opération pénible. La femme fut emportée de la table d'opération dans un état très grave, et malgré les injections d'éther, etc., cet état resta stationnaire jusqu'au soir. On a eu recours aux injections sous-cutanées et intra-veineuses de solution de sel de cuisine ; il en fut injecté en tout environ 2,000 cmc. jusqu'au moment où la malade fut complètement remise.

Pendant la période post-opératoire, la malade fut toujours très constipée, ce qui occasionna un tympanisme continuel de l'abdomen. La fièvre fut notée une seule fois ; l'état général et l'aspect de la femme s'étaient améliorés à ce point que nous crûmes trois semaines après l'opération que la malade était hors de danger. Tout d'un coup, le vingt-sixième jour, la température monta, le pouls devint mauvais, vomissements, constipation complète. Évidemment, il se faisait une péritonite septique. A l'autopsie, on trouva le rectum gangrené, perforé et en volvulus dans l'S iliaque. C'est là l'explication de cette péritonite aiguë par perforation.

Les six autres extirpations totales de l'utérus par la méthode vaginale et abdominale combinée, furent exécutées en partie à cause de végétations généralisées périmétritiques, en partie à cause de grossesse concomitante, et une fois pour un utérus gros comme la tête d'un homme adulte avec un kyste de l'ovaire.

Un cas de guérison avec grossesse au sixième mois a déjà été publié. (*Centralbl. f. Gyn.* 1889, p. 109) (1).

-----

(1) C'est l'observation de la page 44.

IV

Extirpation totale de l'utérus post partum par la voie vaginale.

OBSERVATION DE **Bouilly** (1).

La nommée Lec..., femme D..., 35 ans, multipare, est entrée le 25 juin 1886 à l'hospice de la Maternité. — Pas d'antécédents héréditaires.

Réglée à 13 ans, tous les mois pendant six jours, elle a toujours joui d'une bonne santé, a eu quatre enfants vivants, dont deux garçons et deux filles, et un avortement de deux mois dans l'intervalle. Ses dernières règles ont eu lieu du 12 au 20 décembre, sa grossesse fût assez bien supportée. Dès le début de la grossesse, elle perdait de l'eau rousse, et depuis, de temps en temps, un peu de sang. A la fin de juin, elle eut même une perte assez considérable pour laquelle elle fit demander un médecin. Celui-ci croyant être en présence d'une hémorrhagie par insertion vicieuse du placenta, lui appliqua un tampon qu'il laissa 24 heures. Après l'ablation du tampon et malgré des injections au perchlorure de fer, la malade recommence à perdre, et se décide à entrer à la Maternité.

État actuel. — Femme robuste, de bonne constitution, mais pâle, anémiée; les conjonctives sont presque entièrement décolorées.

État général, cependant assez bon. La malade mange, quoique avec peu d'appétit.

L'utérus est développé comme par une grossesse de six mois, et n'atteint pas tout à fait l'ombilic (?) Au palper, il est difficile d'apprécier la situation du fœtus. Les bruits du cœur

(1) Observation recueillie par M. BERTHOD, interne à la Maternité.

fœtal s'entendent un peu au-dessous de l'ombilic et presque
sur la ligne médiane. — Au toucher, on sent le col mou, profondément découpé en plusieurs points, mais présentant au
niveau de la lèvre postérieure et à droite, comme une véritable
tumeur indépendante, fongueuse et saignante, presque pédi-
culée, tant et si bien que n'était la consistance ligneuse du
col, on pourrait croire à un polype. Le tissu cellulaire du
paramètre est libre et l'utérus paraît avoir conservé toute sa
mobilité. Un seul gros ganglion inguinal à gauche, pas de
signes de généralisation du côté du foie ou de l'estomac. Pas
d'albumine dans l'urine. La malade perd un peu de sang
d'odeur fétide.

Le diagnostic porté est : grossesse de six mois environ, avec
coïncidence de cancer de l'utérus, dont le début remonte vrai-
semblablement au commencement de la grossesse et qui a
envahi surtout la lèvre postérieure du col.

La malade est alors mise en observation ; elle devra garder
le repos au lit et prendre toutes les demi-heures une injection
chaude (50°) avec la liqueur de Van Swieten dédoublée. —
Apparition des premières douleurs le 3 juillet à midi ; les
membranes se rompaient spontanément à six heures et demi
et à sept heures et un quart D... accouchait, au terme de six
mois environ, d'un enfant, dont la présentation première en
A I G D A fut changée en un siège, grâce à la version combinée.

Cet enfant, du sexe féminin, pesait 1,120 grammes ; il fit quelques inspirations et mourut. L'autopsie en fut faite et ne présenta rien de particulier à rappeler ici.

Le placenta en raquette n'offrait d'ailleurs, au point de vue
de sa configuration ou de sa structure, rien que de normal.

Pendant l'accouchement et après la délivrance, la femme
perdit du sang, mais pas plus que d'ordinaire. Les soins anti-
septiques qui furent pris à son égard et les suites de couches
furent bonnes, malgré une élévation momentanée de la température le deuxième jour jusqu'à 40°. La malade se rétablit
vite et dix jours après son accouchement, elle quittait la
Maternité, promettant de revenir pour se faire opérer de son
cancer.

Elle rentrait effectivement le 21 juillet. L'utérus était encore volumineux au-dessus du pubis, l'involution n'était pas terminée. Néanmoins, M. Bouilly, ayant examiné de nouveau, avec le plus grand soin, la malade, et ayant constaté que le néoplasme avait empiété un peu sur la lèvre antérieure, crut prudent de ne pas différer longtemps l'intervention, et proposa à la malade l'hystérectomie totale qu'elle accepta.

Cette opération, hystérectomie totale par la voie vaginale, fut pratiquée le 27 juillet, c'est-à-dire 24 jours après l'accouchement. Suivant le procédé habituel, M. Bouilly, après avoir circonscrit le col par une incision circa-vaginale convenable, décollé la vessie et libéré complètement l'utérus, porta une de ses grandes pinces sur le ligament large gauche qu'il sectionna en devant de la pince, puis celui-ci coupé, l'utérus fut abaissé, entraînant avec lui l'ovaire du côté droit. Le ligament large du côté droit, très faible, se déchira. Une pince fut appliquée sur lui, pince qui fut bientôt remplacée par une simple ligature en soie, à cause du peu d'épaisseur des parties molles qui restaient à ce niveau.

L'opération, exécutée avec les soins de propreté les plus rigoureux et l'antisepsie vaginale la plus complète, fut terminée en une heure un quart. La malade à son cours, perdit une assez grande quantité de sang, en rapport avec l'état quasi-congestif d'un utérus gravide, dont l'involution n'était pas encore terminée.

Tamponnement vaginal à la gaze iodoformée. Les suites en furent ordinaires. Quarante-huit heures après l'opération, la pince du ligament large gauche, laissée à demeure par M. Bouilly, est retirée. Nouveau pansement à la gaze iodoformée.

Mais, le deuxième jour après son opération, cette malade se plaignit de douleurs dans l'aine gauche et dans la cuisse. Trois jours après, il existait une phlegmatia des plus nettes, dont le développement s'était fait de haut en bas. A cause de cette phlegmatia, la température atteignit 39°, et même le soir du dix-septième jour, 39°5, mais retomba bientôt dès le vingt-unième jour à 38°, et cela n'eut d'autre inconvénient, en fin de compte, que de prolonger d'un mois le séjour de

la patiente à l'hôpital, dont elle sortit le 10 octobre, parfaitement guérie.

Le vagin clos, en forme de bourse, par une cicatrice qui
donne au toucher l'illusion du col obstrué, ne présente nulle
part trace d'induration ou d'ulcération de récidive.

L'utérus de la femme D..., que j'ai sous les yeux en ce moment, est envahi par le cancer (épithéliome pavimenteux)
dans toute l'étendue du col et surtout au niveau de la face
postérieure de celui-ci. Le corps utérin est sain ainsi que
l'ovaire droit, qui a été enlevé en même temps que la
matrice.

11 octobre. — D... vient de passer trois semaines à la cam-
pagne : l'état général est bon, meilleur; elle a de l'appétit et
reprend de jour en jour davantage. Comme état local : miction
légèrement douloureuse ; cicatrice froncée à l'extrémité du
vagin, légèrement indurée cependant au niveau de la base de
la vessie.

(*Gaz. Méd. de Paris*, du 13 novembre 1886, n° 46, p. 554.)

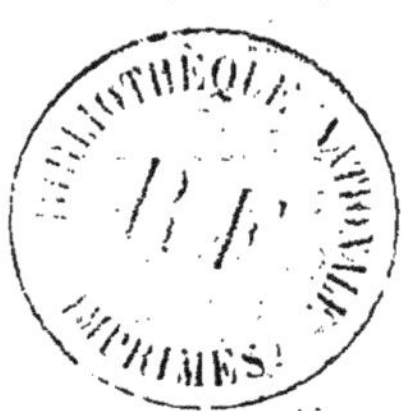

PARIS. — IMPRIMERIE TROUBLÉ, 7 BIS, BOULEVARD DE VAUGIRARD

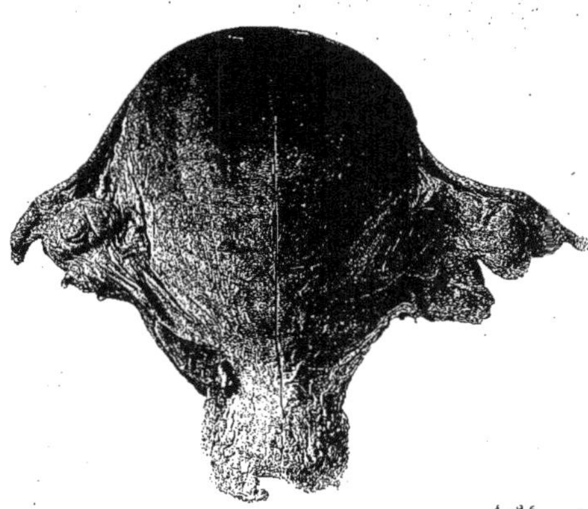

$1 = 2,6$

Utérus gravide de six mois, vu par sa face postérieure, Cancer du Col.
Extirpation totale par le procédé de Mackenrodt (Observation IV, page 26)

G. STEINHEIL, ÉDITEUR

HÉLIOTYPIE RACLE, PARIS

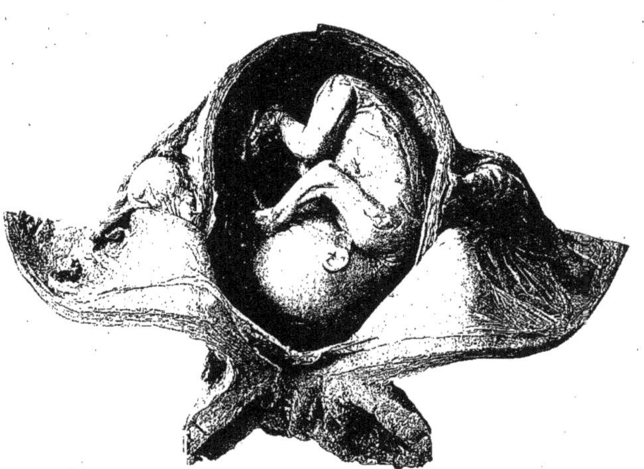

Le même utérus (Observation IV, page 28), ouvert par sa face postérieure
pour montrer le fœtus et le cancer du col.

C. STEINHEIL ÉDITEUR

HÉLIOTYPIE RACLE, PARIS

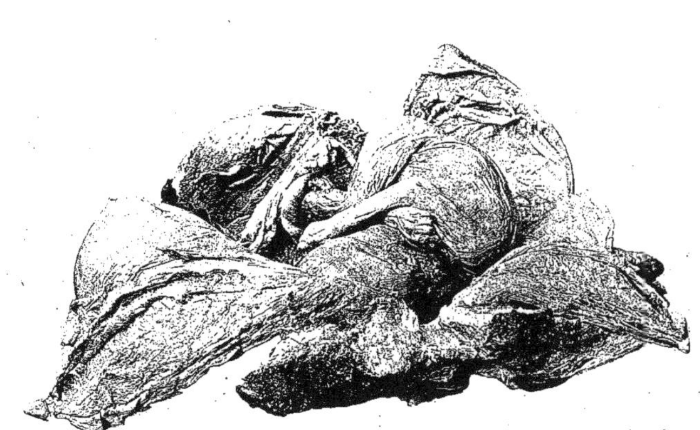

Utérus gravide de six mois. Cancer du Col. (Observation VI, p. 29)
Extirpation totale par le procédé Mackenrodt. L'utérus est ouvert par sa face postérieure pour montrer le fœtus
et le cancer du col qui est très étendu.

G. STEINHEIL, ÉDITEUR

HÉLIOTYPIE XACLE, PARIS